Motivando
A
La Salud

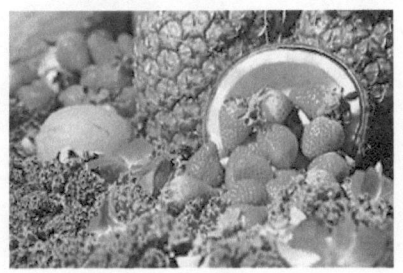

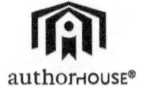

AuthorHouse™
1663 Liberty Drive
Bloomington, IN 47403
www.authorhouse.com
Phone: 1-800-839-8640

First published by AuthorHouse   10/30/2010

ISBN: 978-1-4490-9481-2 (sc)
ISBN: 978-1-4490-9482-9 (e)

Library of Congress Control Number: 2010903196

Printed in the United States of America
Bloomington, Indiana

This book is printed on acid-free paper.

Motivando A la Salud
Por:
Zenaida

Introducción

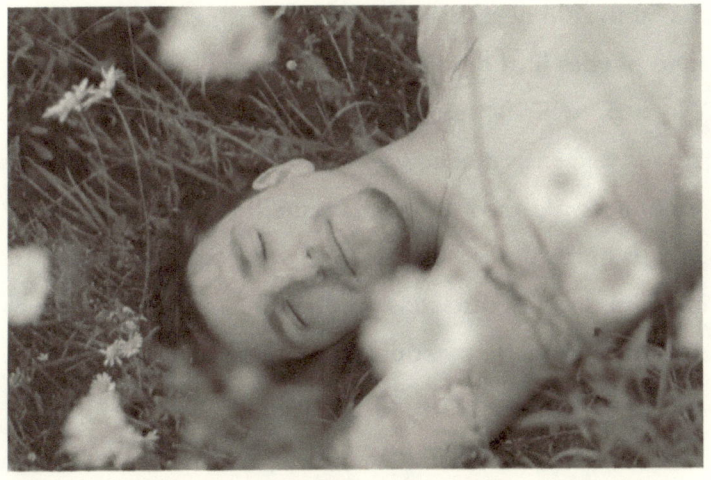

Cúrate a ti mismo. Es fácil, solo necesitas, diciplina, y dedicación. ¿no puedes ir al doctor?

Cúrate tu mismo.

Es fácil, solo necesitas diciplina y dedicación.

¿No puedes ir al doctor, no tienes para el medicamento? No te preocupes, mientras tu mal no necesite cirugía y no sea una enfermedad grave, todo tiene solución. Te doy a conocer algunos de tantos remedios caseros cien por ciento naturales y efectivos. A veces vamos al doctor, por simples pies cansados, pudiendo hacerte tu mismo el tratamiento en la comodidad de tu casa. Ten en cuenta que te ahorras la consulta, y que te queda el hospital lejos. Que no manejas o que no ay quien te acompañe.

Te evitas muchas contrariedades.

Recuerda que lo natural, es más lento el proceso de recuperación.Por lo tanto, ten paciencia, y hazlo constantemente. Si quieres buenos resultados,tienes que ser diciplinado.Hay una variedad de plantas que muchas sirven para la misma enfermedad. Tú ya elegirás la que te sea más fácil conseguir.La que veas que te da mejores resultados.Algunas te provocaran algo de alergia,pero no te preocupes, solo déjala de usar.Prueba otra y asi te darás cuenta de cuál es la adecuada para ti.

**La solución
De sus
Problemas está en su mesa**

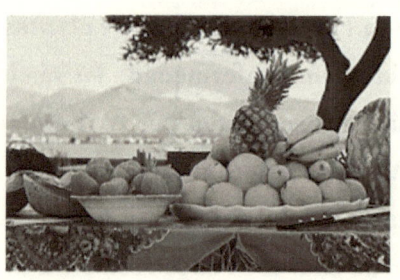

Recomendación

Lo primero que te sugiero es que te sientes, te relajes, y veas que es lo que te provoca ese estado de ánimo temeroso, irritable y de preocupación. No quieres ofender a nadie, y sin embargo todo te molesta. Busca un lugar donde puedas estar solo, que te puedas acostar. Suelta todo tu cuerpo, relájate completamente, pon tu mente en blanco. No pienses más en tus problemas, suelta todo tu cuerpo aunque sea por cinco minutos. Pregúntate, ¿Porque estoy asi? ¿Es porque no tengo trabajo? ¿y muchas cuentas que pagar? ¿que la familia no me hace caso?¿problemas con el marido o con la esposa? Analiza cual es el motivo. Cualquiera que sea, tiene solución.

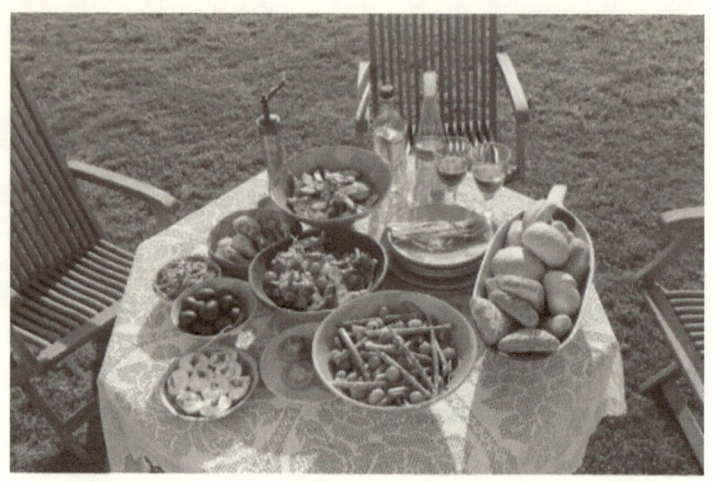

Si tu problema es de dinero, has un plan de que es lo que vas a hacer para solucionar tu problema. Acuérdate de dios en primer lugar.Y que a veces hacemos una tempestad en un vaso de agua.Los ejercicios de relajación por cinco a dies minutos al dia,te ayudaran mucho. Tu cuerpo está cansado, y tu mente mucho mas. Esos ratos de descanso mental te garantizan unos años más de vida. La manzanilla, te de tila,los 7 azares, el jugo de lechuga orejona.Este jugo contiene un sedante natural, si te lo tomas antes de acostarte te quedaras, como el mejor de los angelitos. Si sientes la cabeza embotada, cansada, ponte una bolsa de hielo.

Te duelen los Pies?

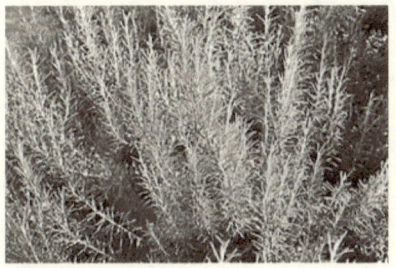

Algunas personas tienen que estar paradas por mucho tiempo en su trabajo.Asi que cuando llegan a su hogar, traen los pies desechos.En un pomo de alcohol,ponle una ramita de ruda, una de romero, una de menta,ajo y déjalo reposar por dos a tres dias.Y cuando lleges con los pies en ese estado, Vañalos con el alcohol curado. También, pon en una olla agua a hervir. Le pones un trozo de savila y un puño de sal.Que hierva bien y metes los pies en esa agua las veces que quieras.

Dolor de Rodilla

Para estos casos, mientras no sea fractura, con masaje de vaporub todos los dias, se te acaba el problema.Pero procura que el masaje sea antes de acostarte.Para que ya no te mojes.Una pomada muy buena y efectiva ,en una sartén que no hayas cocinado chile,le pones a fuego lento y a la sartén le pones vaselina blanca.Según la cantidad que quieras hacer, machaca bien una cebolla, ajo, menta y malvas del campo.Todo ponlo en la sartén que se cosine todo a fuego lento.Déjalo que se enfrié un poco, y con una coladera vacia la mescla en el frasco de la vaselina. Lo que te quedo en la coladera, puedes ponertelo en la sona que te duele ya sea golpe o reuma. Puedes dormir con eso, solo tienes que vendarte.Al dia siguiente notaras que tu dolencia ha disminuido. Esta pomada te la puedes poner en las manos, codos, pies. Donde tengas dolor, por frialdad o por golpes.

Tienes Hemorroides?

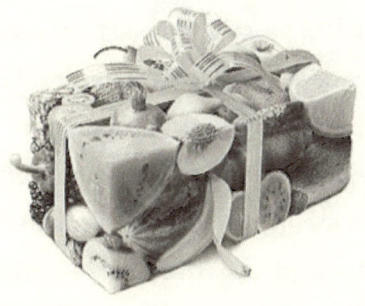

¿No vas al doctor porque te da pena? Pues mira esta enfermedad es fácil de curar. Para empezar, este problema es por una mala alimentación. Nuestro cuerpo necesita frutas, verduras, una alimentación sana y completa. Comer comida liquida, sopas aguadas,y sobre todo,ensaladas. Cuando vamos al doctor eso nos recomienda. Pensamos que si no comemos lo que estamos acostumbrados, nos vamos a morir de hambre. Pero es la verdad, es la solución al problema. Cambiar un poco nuestra costumbre de comer. En realidad no es tan difícil ni aburrido. Es nada mas aumentarle el plato de sopa a nuestro menú de cada dia. Si se va comer dos de guisado, cómase uno y la sopa. Con una manzana que se coma al dia, está consumiendo fibra.Recuerde que la cascara es la fibra. Las frutas y las verduras nos limpian nuestro estomago.

En una ollapones a cocer savila con sal, cuando este tibia,vacíala a un sartén grande y de modo que te puedas sentar.Esa agua la puedes volver a calentar y haces lo mismo. Si puedes pasarte un dia de la semana comiendo papaya, manzana o mango te va a ayudar, y en poco tiempo, ni te vas acordar de tu problema. para cenar es mejor una sopa aguada o una fruta. Come pan de trigo, acostúmbrate al yogur con miel. Puedes mezclar el yogur con miel trigo y manzana. El yogur nos sirve mucho para la flora intestinal. Es una mezcla perfecta para limpiar nuestro estomago. Es muy importante que cuando vayas al vaño no te apresures, tomate tú tiempo. Recuerda que si haces fuerza, el colon se inflama más.

Fiebre de los niños

Lo primero es ver porque es la fiebre. Si son anginas, o porque les hiso daño algo que comieron. Cuando tienen fiebre no es bueno que anden afuera, porque se les revientan los oidos.Aunque tengan poca fiebre. Primero es atacar la infección.Pero a veces la calentura es persistente. En una hoja de platanillo de huerto, se le unta manteca de cerdo y vicarbonato y se coloca en el estomago del niño,sostenido por una venda. Alli se le deja hasta otro dia. Si la causa son anginas, con cocimiento de menta y ajo, que se lo tome calientito. Cuando se tiene calentura no es bueno que tomen leche, porque se cuaja y vomitan. Lo que les ayuda mucho es agua de arroz, papillas de frutas, gelatinas, cosas frescas Y en cantidades pequeñas. El te de hierbabuena le ayuda a sentar el estomago, e ir combatiendo la calentura. La fiebre debilita mucho a la persona, por lo tanto tiene que comer cosas nutritivas.

Gases

Este problema es molesto y bastante incomodo. Dolor de estomago, ganas de ir al baño. Este problema si no se cura se hace crónico. Nuestro organismo tiene que absorber sustancias nutritivas, por medio de los intestinos, y si en ellos no hay más que putrefacción, este veneno será absorbido y distribuido por todo nuestro cuerpo. Y de ahi nos vienen muchas enfermedades. Despué de cada comida, es muy bueno un té de menta con ajo, o un té de ruda. Poco a poco nos va ir quitando el problema. El anis de estrella, el hinojo, manzanilla de huerto. Hay varios tés que puede uno elegir, o que se nos hace más fácil conceguir.

Hígado

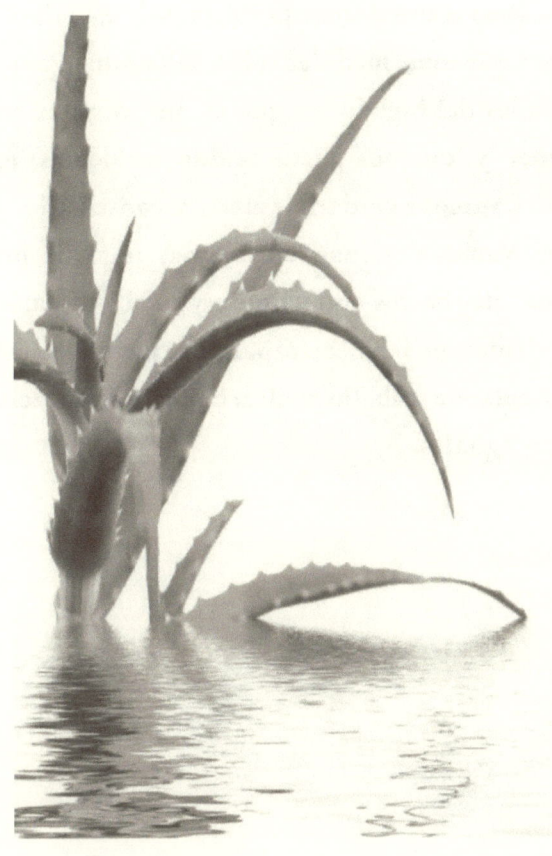

La función del hígado es filtrar la sangre, remover sustancias tóxicas y neutralizar las materias residuales. El hígado ayuda a evitar, que la sangre arterial se coagule. Es indispensable este órgano en la regulación del agua, y la sal en el cuerpo. Trasforma en urea los sobrantes de nitrógeno en el organismo y lo envía a los riñones para su eliminación.Son muchas las funciones del hígado, Si no está funcionando bien, tenemos tristeza, depresión.Pero si usted tiene problemas de este tipo, no está de más,que tome medidas sobre el asunto. Para las enfermedades del hígado, ya que es un órgano muy importante, y que nos puede causar problemas muy serios. pues vamos a cuidarlo, vamos a consentirlo ¿no le parece? Vamos a tomar en ayunas jugo de piña, o licuado de berros con limón y miel, o papaya. Tés de diente de león, zarzaparrilla, perejil, alfalfa, centaura, cola de caballo y alcachofa. Todo mezclado por partes iguales.

Garganta

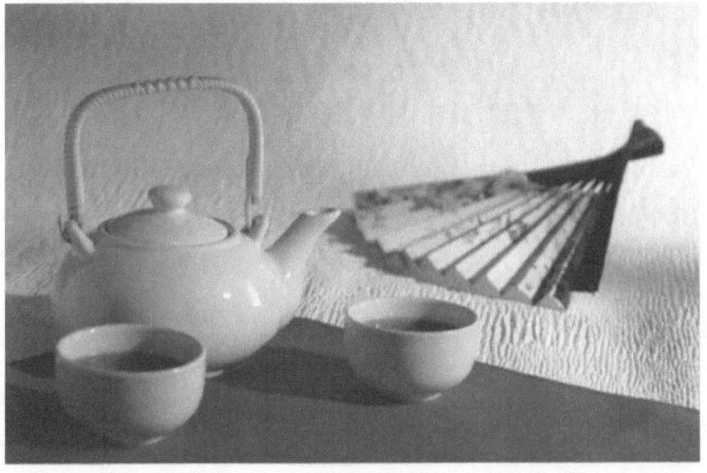

Tome té de menta con ajo y cebolla. Dese masaje con alguna pomadaen el área de la garganta,puede ser de árnica, vaporub, o lienzos de agua tibia con menta. Tome jugo de cítricos, como la naranja, la lima, limón en agua endulzada con miel. Tome las brbidas a temperatura ambiente.Las gárgaras de agua de sal son efectivas.Hagalas con el agua lo más caliente que pueda no coma irritantes, no fume, cambie de cepillo de dientes con frecuencia.

Indigestion

La indigestión es consecuencia de nuestro mal comer. El comer bien, no quiere decir comer mucho. Comer bien es incluir frutas y verduras a nuestra dieta diaria. Deje las comidas pesadas,eso no le ayuda, aumenta su problema y aumenta su peso. Es difícil de un dos por tres dejar nuestra costumbre de comer. Pero fórmese un hábito nuevo, piense en usted mismo, sin egoísmos. Además no le sugiero que deje todo de sopetón. Solo que incluya poco a poco lo necesario para la salud.Sopas aguadas, ensaladas, productos que tengan fibra. Una manzana,yogur con miel,pan de trigo.Combinelo con su comida, a la que está acostumbrado.Tome té de boldo, de manzanilla, menta, remoje jengibre y tómelo como agua de uso. Evite, acostarse lleno, comidas fritas, chocolates, en sí, lo que nos hace daño, no es tanto lo que comemos, si no la cantidad que comemos. Coma lo que su estomago le pida, no porque la comida este buena coma de mas. Evite el sobre peso, procure hacer ejercicio, tan seguido como pueda.

Artritis

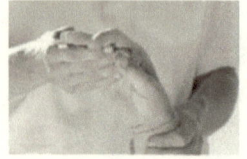

La artritis no es más que dolor de huesos. Vamos al doctor y nos dice un rollo del cartílago y desgaste, que al final, siempre salimos, con que, quien sabe que tanto me dijo, pero que es artritis. Y nos duelen los huesos. Y lo que queremos es que nos quiten el problema. Y como en todas las enfermedades, lo que nos va a aliviar es nuestra dedicación e importancia que le demos al asunto. Porque igual, el doctor, nos podrá dar toda una farmacia de medicina, pero si no la usamos de nada nos servirá. Fabríquese una pomada de cebolla, para que se dé un masaje todos los días. O con vaporhub, Esto es cien por ciento efectivos. Apio, berro, betabel, zanahoria, alfalfa perejil, pina, miel, lechuga, ajo, papa. Estos son algunos productos que usted puede consumir con facilidad.

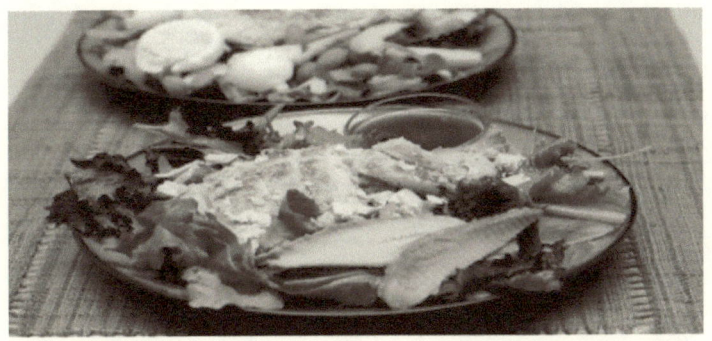

En ensaladas crudas o sazonadas. Corte una papa por la noche y déjela remojando, por la mañana tómese el agua en ayunas. Coma alimentos ricos en fibra reducidos en grasa. El consumo de pescado, dos a tres veces por semana. Mariscos, cebolla, las semillas de calabaza. Hay infinidad de alimentos que podemos tener en nuestra lista, otros muchos que son deliciosos, pero para nuestras enfermedades, nos son perjudiciales. Pero tampoco quiere decir que nunca podamos comer de ciertas cosas, siempre y cuando no sea tan seguido. Evite los productos refinados, esos tampoco le ayudan a su recuperación

Sinusitis

Si ya le dijeron que tiene sinusitis, por algunos síntomas;o si no lo tiene todavía, cuídese de la gripe porque a concecuencia de la gripe, viene la sinusitis. Sus membranas se débilitan por la contaminación. La sinusitis son alergias de irritación crónica de los pasajes nasales. Nuestra alimentación correcta, limpia los senos nasales,y nos fortalece el sistema inmunológico, reduciendo el sistema de la cándida. Tomé mucha agua, frutas y verduras. Necesita vitamina C. Perejil y brócoli, estos le ayudan para infecciones, alergias y resfríos. Zanahorias, mangos y calabaza, son para membranas y mucosas saludables. Beber mucha agua. Muchas personas piensan que porque toman muchos liquidos, ya están tomando agua, y eso no es asi.Agua natural, es agua natural. Si usted come muchas frutas y verduras, entonces si esta equilibrando, la cantidad de agua que el cuerpo necesita. Jugos naturales, Tés, caldos, productos bajos en sodio y sin azúcar.Té de manzanilla, de menta.

El título

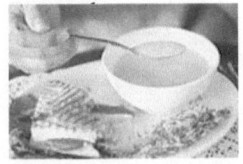

Para las mujeres el varis, es como las arrugas en la cara. Nada más que las arrugas no duelen. Algunos métodos quirúrgicos, se consideran efectivos. Pero usted puede emplear otros medios, que le ayuden a reducir y evitar la cirugía. La falta de circulación es la causa del varis. Para dar elasticidad a los vasos sanguíneos, tome como agua de uso, agua de árnica, comer castaña e indias, un ajo todos los días como pastilla. Té de manzanilla, cola de caballo. Evite el estreñimiento. Consuma mucha fibra, camine, evite subir de peso. Coma peras, manzanas con cascara, frijoles, granos integrales, huevos, aguacates, trigo, pescados, mariscos.

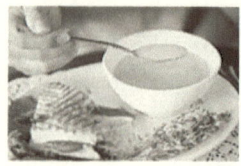

Evite tomar licor; productos refinados, azúcar. La
sal estimula la retención de líquidos, la inflamación
y la preción sanguínea alta.Bañe sus pies con alcohol
curtido,con ruda, ajo, menta y romero.La alimentación
es lo más importante.Huevos,aguacate,trigo, pescado,
mariscos,sardinas y semillas naturales. Ejercicio; nade,
camine, salte,corra,juege pelota.El fumar es un factor
de riesgo para las venas varicosas.

Riñones

Cuando el cuerpo está sano y la alimentación es la adecuada, los riñones trabajan sin problema. Cuando es lo contrario la sangre va cargada de químicos tóxicos, con exceso de acido úrico,urea, sales minerales inorgánicas. Su función se altera y su trabajo se excede, y esto provoca que se congestionen e irriten y se débiliten.El tratamiento químico sería contraproducente, para estos órganos. La elección de una dieta sana en lo natural, es lo ideal.Las frutas y verduras, los descongestiona. Los ayuda a realizar su trabajo sin dificultad. Una dieta baja en proteínas.Jugos naturales y verduras crudas, tanto como pueda.El agua es vital para la salud, pero para estos casos, es fundamental. La fruta más recomendable,piña, en ayunas. Licuado de alfalfa piña y miel. Agua de retama con limón.Té de cola de caballo, Té de pelos de elote, pepino, apio y espárragos.Estos son algunos productos que usted puede consumir sin dificultad.

Enteritis, colitis, enterocolitis y gastroenteritis

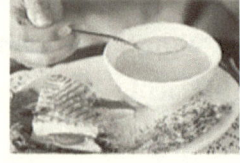

Catarro agudo del intestino. La mucosa que cubre los intestinos, se inflama. Si es el intestino delgado se llama, enteritis. Si el que está dañado es el grueso, entonces es colitis. Y si es delgado y grueso, se llama enterocolitis. Y si la inflamación es hacia el estomago con intestinos, esta enfermedad se llama gastroenteritis. Diarreas y dolores en el vientre, son los síntomas de la gastroenteritis. La persona siente el vientre inflamado, con mucho movimiento, y deseos de expulsar gases. En la enteritis no hay apetito. En la colitis es normal el tener ganas de comer. La causa de todo es la dieta inadecuada, y comiendo y bebiendo muy frio o muy caliente. Mala masticación, estreñimiento crónico y enfriamiento de los pies.

Cuando existen bajas defensas, vienen las infecciones, o microbios del exterior. El miedo y las preocupaciones son también causa de estos catarros intestinales. Antes que nada tratar de llevar la vida más tranquila. Procure tener momentos de relajación. Cuando se sienta intranquilo, siéntese, olvídese de todo, pregúntese, que me pasa? Porque estoy así?, que se está preocupando por cosas que tienen remedio? Estos momentos de meditación, poco a poco lo van a ir sacando del estrés en que vive, si lo hace seguido. Mastique bien los alimentos, y su dieta debe ser lo más natural posible. Sopas aguadas, frutas, verduras que tengan fibra, yogur con miel. El estrés es un enemigo peligroso.

Vesícula biliar

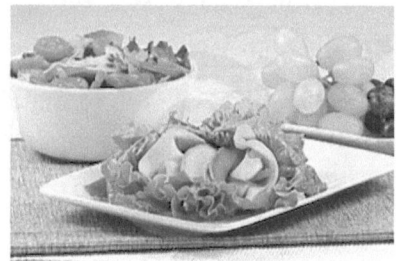

Como en todas las enfermedades la dieta ante todo. Esta enfermedad no tiene síntomas. Por esta razón usted debe tomar precauciones. Evite consumir demasiadas grasas. Las mujeres padecen más de este mal, que los hombres. Con la alimentación adecuada para este mal, también perderá peso. Así que usted matara dos pájaros de un tiro. No sabrá que tiene cálculos, hasta que ya tenga el dolor encima. Se puede vivir perfectamente sin vesícula biliar. Las sustancias de la bilis se cristalizan y forman los cálculos biliares.

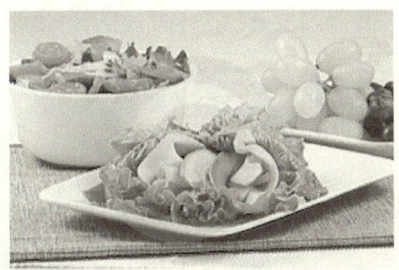

Evite el estreñimiento. Grasas azúcar y harinas refinadas. Póngase cataplasma de barro donde tenga el dolor, remplácelo cuando este seco. Tómese todos los días en ayunas, medio vaso de jugo de limón con cuatro cucharadas de aceite de oliva. Si tiene gastritis, con una cucharadita de aceite de oliva y unas gotitas de limón, y evitando casi por completo las grasas, el dolor desaparecerá. Pero hágalo diario. Frutas y verduras frescas, granos enteros, avena. Las enfermedades vienen por el intestino sucio.

Depresión

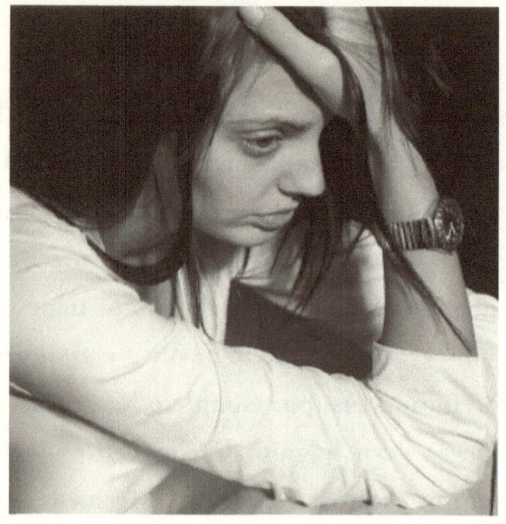

Lidiar con ella es un trabajo pesado. Para el que la padece, es un tormento. Si es esposa y madre de familia, es aun peor. No quiero decir que los hombres sientan menos, pero si comprenden menos. Con este problema la persona no tiene ganas de nada. No siente energía, se siente enferma, pero no sabe ni de qué. Tiene ganas de llorar, está muy sensible, se siente incomprendida, que nadie la quiere. Bien puede estar en medio de toda su familia, y se siente que no tiene a nadie en el mundo. Y si su familia no repara en su estado de ánimo, eso lo pone a uno más triste. Si a nadie le importa si comió o no, si se bañó o por que anda tan seria. Son detalles que para el de la depresión, son fundamentales.

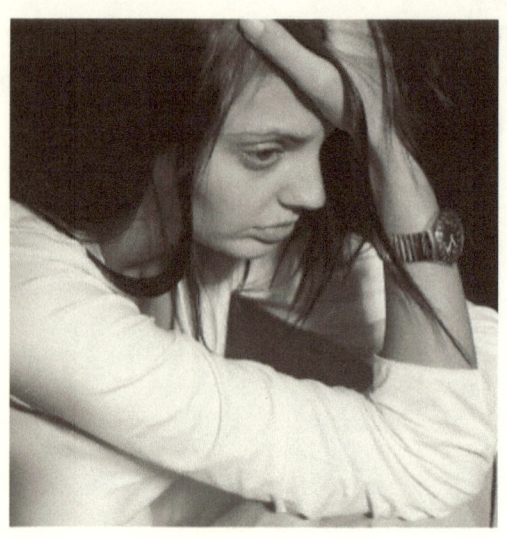

Son muchos los síntomas de la depresión, pero lo más importante es que la persona afectada se sienta querida, aunque sea un poquito. Y eso le dará fuerzas para salir del hoyo en que esta. Que le den ánimos, que se interesen un poco por cómo se siente, por como se ve. Pero lo que la sacaría de ese problema, es que la misma persona afectada, se sacuda, que se dé cuenta de su problema, y busque ayuda profesional. Pero la mejor terapia es saliendo a caminar, estudiar algo, fiestas familiares, hacer deporte, manualidades, hablar con la gente, acercarse a Dios, hacer lo que a la persona le guste.

Insomnio

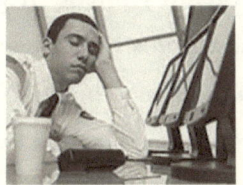

El no dormir bien tiene muchas causas. Más yo la relaciono con depresión y nervios. El estar viviendo una vida ajena, una vida ajena me refiero, a cuando no tienes decisión propia. Que dependes de quien te diga ve , o ven. Hazlo, no lo hagas. Tal vez te parezca un poco raro, pero es verdad. El que no tengas trabajo, y que sabes que puedes hacer muchas cosas positivas. Pero tienes a alguien que con su sola presencia te intimidas, te sientes amarrada, eso te da vueltas y vueltas en la cabeza. Buscando solución. Porque no quieres herir a nadie, pero quieres salir adelante. Te angustia que no te comprendan, mas no puedes explicarte, de modo que entiendan tus deseos de creatividad. No quieres comentarios negativos. Porque tú sabes que son buenos planes, y no hay razón para malos comentarios. Sin embargo, tenemos gente a nuestro alrededor que así es.

Por la noche te pasas horas pensando,amaneces agotado y con sueño.En el dia no puedes dormir por tus actividades. LLega la noche y el sueño lo tienes bolado. Los ejercicios de relajación le ayudaran mucho. Este problema puede llegar a ser muy serio.La persona entra en desesperación y puede llegar a tener crisis de violencia. Necesitamos tener energía, que nuestro cerebro este sano, sobrio y lucido. Necesitamos comer bien, unas buenas vitaminas, una buena dosis de valor para esplicar lo que queremos y sentimos, y como nos sentimos. Té de siete azares o de manzanilla diariamente, o un licuado de lechuga poco antes de dormir.Hacer ejercicios de relajación.

Acné

El acné o las espinillas es una verdadera molestia. Es consecuencia de sobre cargar el estomago con productos refinados, comidas pesadas y grasosas. Aunque hay personas que no tienen el problema. Pero no todos los organismos son iguales. Yo le recomiendo que valla al médico, y pídale un análisis de infección de estomago. Si no quiere ir, quite de sus comidas toda la carne, grasa, pan y comidas pesadas. Si no lo hace totalmente, lo más que pueda. Tómese un diente de ajo al día, no importa cómo. Si usted quiere como pastilla o píquelo y póngalo en su comida, como usted quiera. Sopas de verduras frutas yogur. Limpiar el estomago de putrefacción que nos causa un cutis dañado. Tome licuados de alfalfa, o la alfalfa en agua fresca. Las comidas blandas son más fáciles de digerir y los intestinos trabajan con más facilidad Lave su cara con jabón neutro, Use crema que contenga desinfectante.

Dolor de huesos

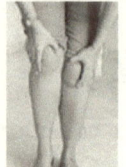

Le duelen los huesos y no quiere dejar de comer carne? La persona piensa que si no come carne, que va comer? Hay tantos y tantos platillos deliciosos, y sin carne. Pero no, no tiene que dejar la carne por completo. Simplemente disminuya su consumo. Si está acostumbrado a comerse dos filetes, pues cómase uno o uno y medio. Poco a poco ir reduciendo la cantidad, de lo que nos causa dolor. El ajo reduce el dolor de artritis, tómese uno diario.

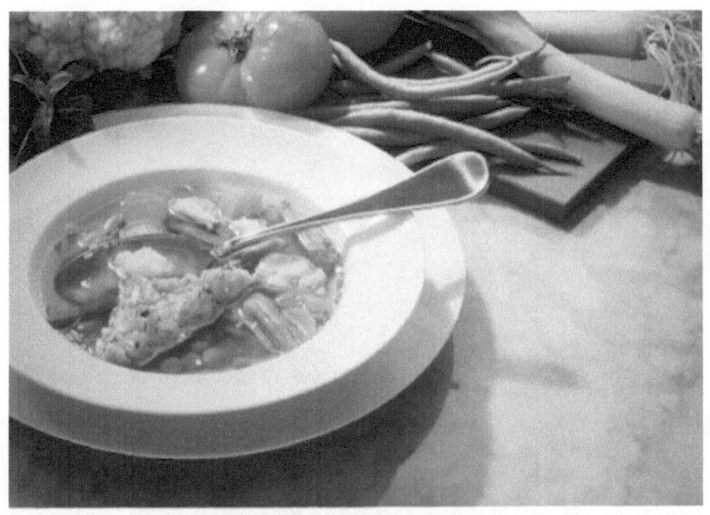

Ponga en su dieta diaria un plato de sopa de verduras. Si no le gusta comerse la verdura, tómese el caldo. Ese es el nutritivo. El cuerpo pide lo que necesita, pero nosotros le damos lo que nos gusta. Ignorando las dolencias, hasta que ya no aguantamos o no tenemos remedio. Mire, si usted, se da un masaje diario con crema de árnica o de otras tantas que hay, esas dolencias desaparecen. Recuerde no se ponga las cremas calientes, eso no le ayuda. Si sale otra vez al frio, le perjudica más.

Formas de salud:

Hay muchas formas de tener con salud a nuestros hijos. Si ellos están bien, nosotros estamos bien. Muchas mamas dicen, lo que más me importa en este mundo, son mis hijos. Usted se las cree? Yo no. Porque los llevan a comer una hamburguesa, y como se las dan, con pura carne y queso. No es cierto? No importa que se coma la hamburguesa, pero si le ponen cebolla, ya le están dando, un poco de defensas para infección de pecho. Si le ponen jitomate, es prevenir el cáncer, y contiene vitamina c. La lechuga es relajante. Así que como

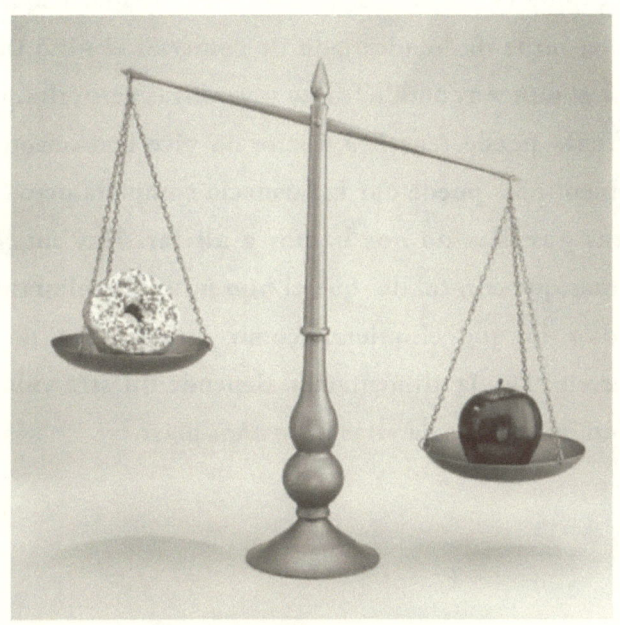

Ve, no le está haciendo ningún mal, al contrario, lo está preparando para posibles enfermedades. Los niños son muy inteligentes, si ellos ven que usted le hiso un feo a la verdura, pues ellos no se la van a comer. Así tenga muy buen sabor. Si él nunca la mira a usted comerse un plato de fruta, que digo plato, una rebanada, el nunca lo va hacer. Se acostumbrara a comer siempre comida chatarra. Aunque eso lo perjudique. Usted es la cabeza principal, es la responsable de que su familia coma nutritivo o no.

Si al niño no se le quito el asma,

No es que el doctor no sabe o no le ayuda. Esque la mama no le da lo adecuado de comer.Si el niño tiene años ,y nunca a comido frutas y verduras naturales,¿que defensas puede tener? El doctor no vive con nosotros, el bien nos puede dar la farmacia completa,pero con puras pastillas no nos bamos a aliviar. Hay muchas mamas,que con tal de que el hijo no esté molestando, le dan lo que él quiera,y como quiera. Eso no es quererlo. De la alimentación depende nuestra vida.¿A quien no le gustaria vivir unos años más?.

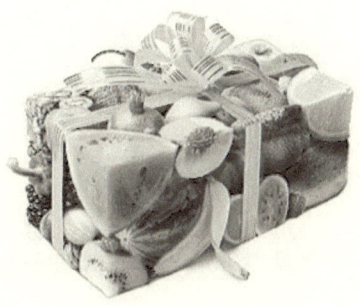

Tenemos infinidad de formas para curar nuestros males. Y que las tenemos en casa, o podríamos tenerlos con facilidad. Si vamos a comer pan, pues que sea de trigo. El trigo nos protege de enfermedades intestinales. Podemos preparar cientos de recetas deliciosas y nutritivas, y sin sacrificarnos tanto.

Licuado para fortalecer el cerebro

Los problemas que afectan a las personas mayores, es la vista, pérdida de memoria, debilidad de las neuronas, e irrigación sanguínea. Esto es un energético, auxiliar de nutrición infantil. Que ha servido, para muchísimas personas mayores.

1 vaso de leche,

7 almendras,

1 cucharadita de pasitas

1cucharada de germen de trigo

1 cucharada de salvado

1 cucharada de miel

Todo perfectamente bien licuado.

Presión Arterial

Este es un cocimiento para la presión arterial, y fortalecer el cerebro y corazón.

1 litro de agua

1 cucharada de alpiste

1 cucharada de trigo natural

10 hojas de zapote blanco

Se pone a hervir el agua, cuando esta hirviendo, póngale todo, déjelo hervir por unos minutos y apáguele. Déjelo reposar por unos minutos, y cuele, divídalo en tres, y tómelo en tres tiempos. Puede ser mañana, noche y mañana.

Alcohol curado

Esta mezcla es para frotarse los pies. Para el artritis, reumatismo, golpes y acido úrico.

2 litros de alcohol

2 tabletas de alcanfor

5 huesos de aguacate

1 cabeza de ajo

50 grs de árnica

50 grs de romero

Ponga todo esto en el alcohol déjelo reposar por unos días, cuando ya esté curtido, frótese los pies, con mucha constancia.

Jugos crudos

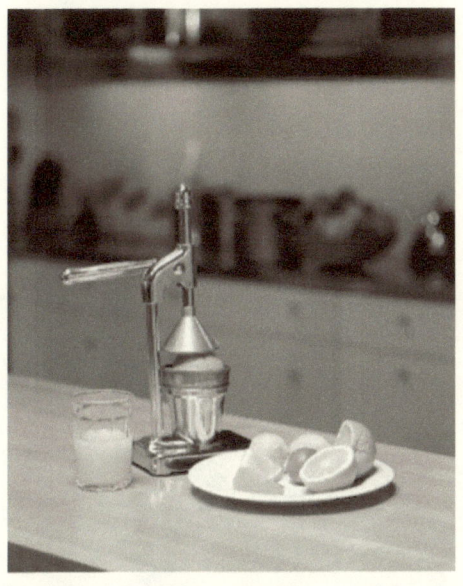

Ejercen un efecto rejuvenecedor y revitalizador en órganos, glándulas, y funciones del organismo. Tienen efectos depurativos y desentoxicantes. Absorben elementos vitales de las frutas, de verduras en forma natural. El organismo necesita agua en forma natural y constante. El agua ayuda a neutralizar los deshechos del metabolismo. Elabora nuevos tejidos de reconstrucción celular. Los jugos crudos son muy ricos en vitaminas y minerales, enzimas, azucares naturales,

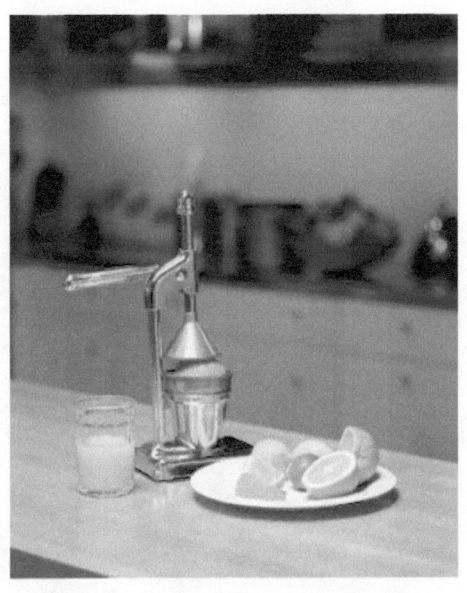

Y múltiples principios activos. Nos llevan a una total recuperación. Son 100% vitales y nutritivos. Son asimilados directamente del estomago hacia el torrente sanguíneo, no es pesado para el aparato digestivo. El órgano enfermo tiene una rápida recuperación.

La zanahoria.

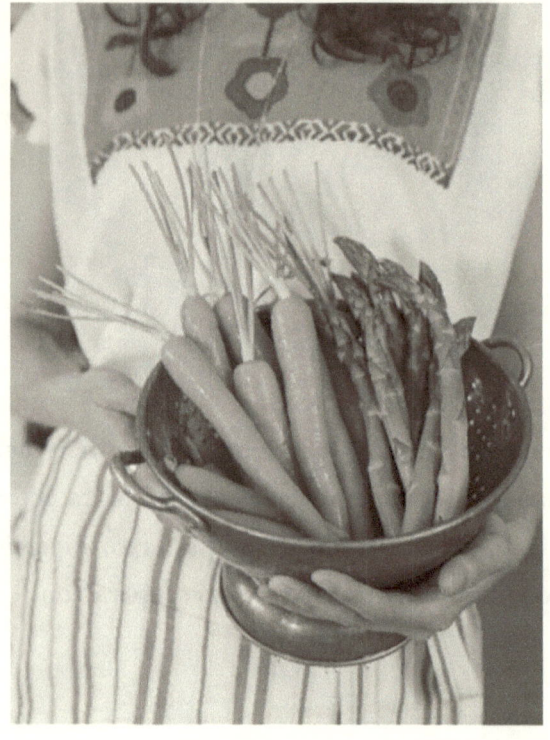

La zanahoria tiene un alto poder curativo. Tiene sales, minerales, enzimas y vitaminas. Vitamina A por nombrar alguna. Purifica la sangre, combate la acides, repara desgastes orgánicos, fortalece y revitaliza los nervios, el cerebro. Es tonificador de la vista. Es excelente para el crecimiento de jóvenes y niños. Las propiedades de la zanahoria tienen mucho mas funciones. Tenga la plena seguridad de que en cualquier enfermedad la zanahoria le hará mucho bien.

Jugo de limón

El jugo de limón tiene altos valores nutritivos. Su poder curativo es extenso. Tiene propiedades desinfectantes. No toda la gente lo puede tomar. Si tiene gastritis o ulceras, no lo tome. El limón es purificador de la sangre, hay quien dice que da energía. Contiene vitamina A.B y D. es muy útil para el reumatismo, gota, paludismo, artritis, catarro, entre otros muchos padecimientos. Si tiene gastritis o ulceras, puede tomar el jugo en pequeñas cantidades y de forma simulada. En ensaladas, aguas frescas. Esto si usted no se siente mal. Pero recuerde que tenemos otros muchas frutas y verduras, con las mismas propiedades, sin la necesidad de que se arriesgue..

Jugo de jitomate.

El jugo de jitomate, para empezar es muy bueno para la digestión. Tiene grandes cantidades de vitamina C, Es mineralizador de la sangre. Ayuda al hígado, reduce riesgo de cáncer, y cáncer de próstata. Entre más tomate coma, menos desarrollara el cáncer. Destruye colesterol y mantiene las arterias limpias. Contiene potasio, el mineral que reduce la presión arterial. Tiene menos probabilidades de sufrir ataque cardiaco. Tiene más poder para estimular el sistema inmunológico que la zanahoria, O la espinaca. Estimulan los glóbulos blancos nos protegen de sustancias, de bacterias y virus. Los tomates son excelentes contra las cardiopatías. Y como le dije anteriormente, entre mas tomates consuma menos enfermedades tendrás no le gusta el tomate crudo, pero le gusta la salsa, o en pizza en sopas, pues está consumiendo tomates...

Memoria Débil

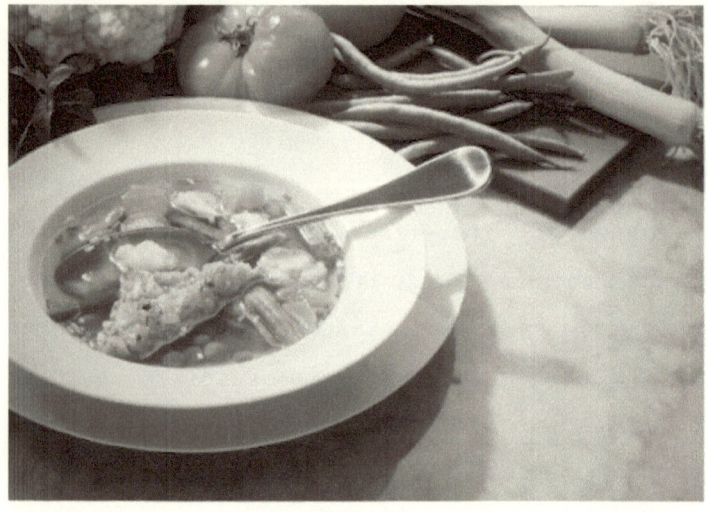

Una nutrición pobre nos trae como consecuencia, problemas de memoria. Tenemos que consumir alimentos frescos ricos en fibra. Que ayude a nuestro cuerpo a combatir enfermedades graves. La mente necesita de antioxidantes para estar lucida. Cuando no ay antioxidantes, las células se desgastan y la memoria como la vista, se vuelve borrosa. Los antioxidantes son la vitamina E. la C. Las verduras y los granos integrales son mejores, y las mejores fuentes de energía. Los granos integrales tienen un índice glicemicoreducido, que aumenta la fuerza al máximo. Los carbohidratos los tiene,la avena,el salvado, los plátanos. La vitamina B,B6,B12.Estas vitaminas son ingredientes importantes para el cerebro. Consuma espinacas, aguacate, pescado. Estos contienen la vitamina B6.El cerebro

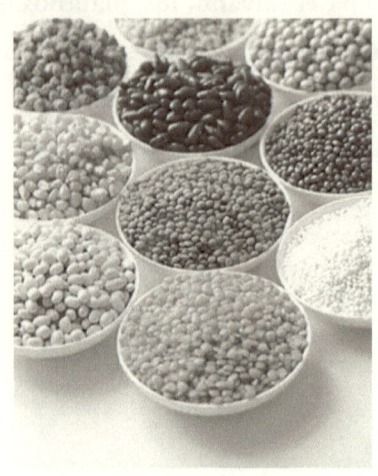

Está compuesto por grasa,y como el cerebro envejece, necesita más ácidos grasos para reforzarlo. El aceite de oliva contiene vitamina E. La falta de hierro hace un cerebro hinactivo, y una mente confusa. Piel pálida, cansancio, depresión. Las verduras de hojas verdes contienen el hierro.Póngales limón ya que contiene vitamina C,que ayuda a nuestro cuerpo absorber el hierro de los vegetales.

Fibras

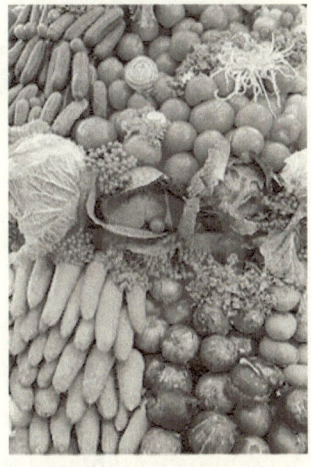

Las propiedades de las fibras son tan variadas, que nos sorprenden los resultados. Es una lástima que no sepamos aprovecharlas. La fibra es tan importante para nuestros intestinos. A un motor de carro le ponemos aceite para su función normal de lubricación. Es lo mismo con nuestro cuerpo. La naturaleza nos ofrece una fuente inagotable, de frutas y verduras, que tienen el poder de darnos el movimiento y aceleración intestinal que necesitamos.

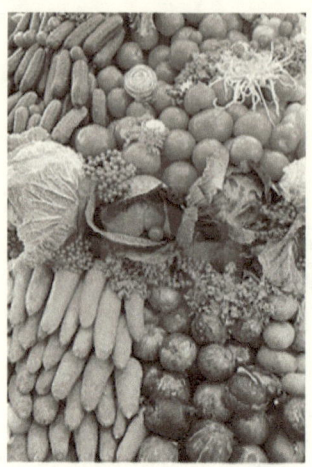

Todos estos elementos combinados, los encontramos en los alimentos.La nutrición de cada persona varía según su edady estatura.Ay patrones al respecto.

Vitamina B2, es indispensable para el crecimiento adecuado. Estas vitaminas las tiene el queso, leche, cereales integrales,levadura de cerveza,germen de trigo, semillas de girasol y almendras.Vitamina V3,para el buen funcionamiento del sistema nervioso.

Vitamina B6.

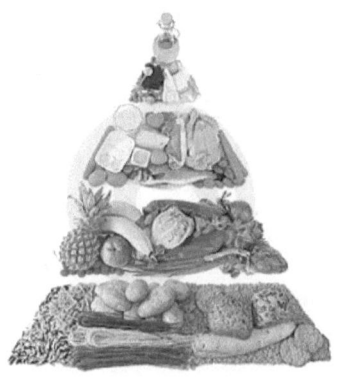

Importante para el sistema nervioso.Regula el balance entre el sodioy el potasio del organismo, función de vital importancia.Es indispensable para la absorción de la vitamina B12, y para la producción del ácido hidroclorhidrico.Para obtener esta vitamina, levadura de cerveza,aguacate,soya,nueces,plátanos, germen de trigo, leche, yema de huevo, col, melaza, vegetales de hoja verde,pimientos y zanahoria.

Recuerde el fuego destruye la vitamina.

Vitamina B9

Actúan juntas la vitamina B12 y la B9. Son esenciales para la producción de glóbulos rojos. importante en divición celular y la producción de material genético. Auxiliar en el metabolismo de las proteínas. Fuentes de estas vitaminas, vegetales de hoja verde, levadura de cerveza, germen de trigo, nueces, brócoli y espárragos. Cada alimento que tomamos o comemos, tienen todos o varias de las vitaminas que necesitamos.

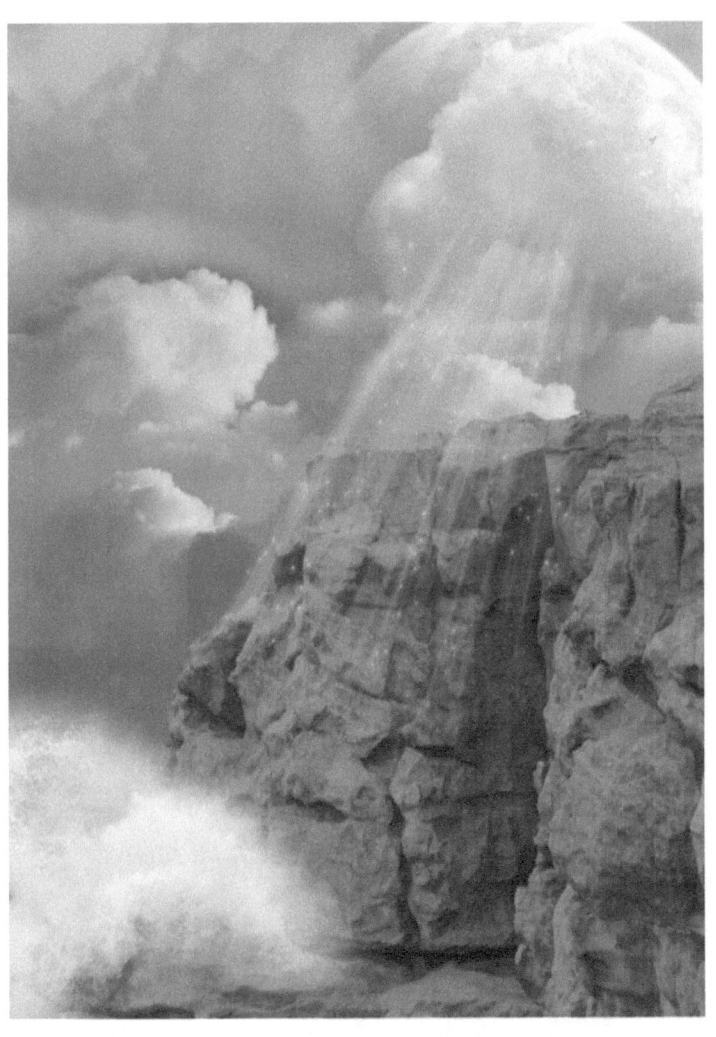

Minerales

Los minerales son los compuestos químicos de los procesos inorgánicos de la naturaleza. En el transcurso del tiempo, las rocas se reducen a fragmentos diminutos con la lluvia y el viento. Estos fragmentos se hacen polvo, tierra que son la base del suelo. Estos pequeñísimos cristales de sales minerales. La tierra produce millones de microbios que inician la transformación de los minerales, a Orgánicos. Su proceso continúa al ser absorbidos por la planta, y que termina en la nutrición humana.

Nutrición Adecuada

Un nuevo sistema de alimentación..

Muchas veces empezamos con el vegetarianismo por problemas de peso, y terminamos con el por cuestión de salud, o por lo bien que nos sentimos comiendo sano. El propósito al escribir este libro fueron mis hijos. Remarcarles lo importante que es comer sano He tratado de presentarlo de una manera fácil, y que está al alcance de todos. Toda meta, necesita disciplina y constancia. Muchas veces y casi siempre, ignoramos lo que debemos comer.

Recomendación 2

Quiero brindarles en estas páginas mi conocimiento y mi interés por la nutrición vegetariana. Espero que mis hijos, que fue por quien escribí todo esto, aprovechen algo. Pero a ellos como a todos los demás que lean el libro, les recomiendo disciplina y constancia. Y me dirijo también a las amas de casa, que son las que deciden que darles, y que no darles de comer a sus hijos. Ellas son las responsables de formarles un buen habito de vida saludable, a sus niños y adolecentes.

Largos años

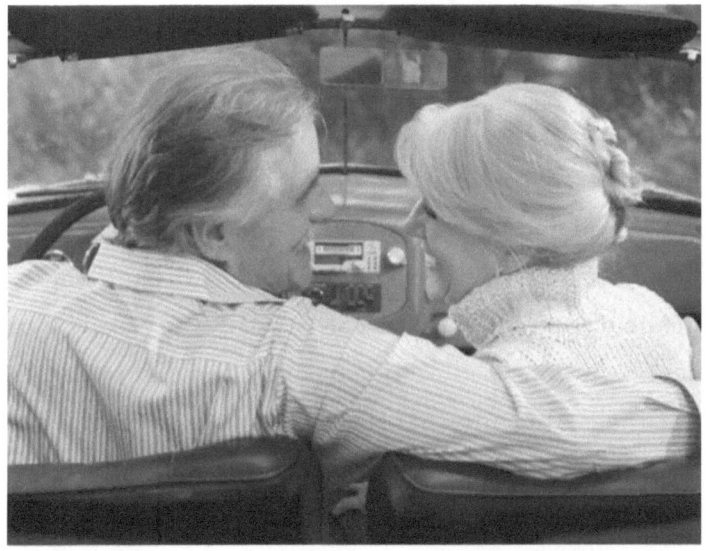

Hoy en día tenemos tanta variedad y tan al alcance de todas las personas. No se imagina todo lo que podemos comer en mal estado, comiendo en la calle. Luego vienen las infecciones los dolores de estomago sin explicación alguna.es importante tomar conciencia para nuestro futuro y el de nuestros hijos.

Planear una vida sana para una vejes larga y sin tantos dolores y padecimientos. Llegar a cierta edad valiéndonos por nosotros mismos.

SALUD

Si queremos salud debemos consumir lo que la naturaleza nos ofrece. Si comemos adecuadamente, no tenemos que ir tanto al doctor. La naturaleza, edemas' de salud, nos brinda belleza, equilibrio fisico y mental.El naturismo es medicina preventiva. Evita enfermedades que en algunos casos son tan sensillos, que bastaria comer o tomar un poco mas alimentos naturales.Una mala alimentacion, da Origen a inflamaciones y congestiones, que vienen siendo sintomas o avisos de nuestro organismo de que algo anda mal.

VERDURAS

Las verduras estimulan el apetito. Contienen sustancias indispensables, vitaminas, minerales, calcio y celulosa. Que sirven para el funcionamiento de los intestinos. Contienen un alto porcentaje de agua, que lubrica las mucosas intestinales. Tienen una buena dosis de sales minerales, yodo y clorofila. Las ensaladas crudas y verdes, contienen un alto porcentaje de celulosa y pectina. Estimulan los cam bios neutralizantes de los acidos de la digestion y de la asimilacion

De los hidratos de carbono, proteinas y grasas. Las verduras de hojas verdes y crudas dan a nuestro organismo una buena parte de la nesesaria racion diaria de vitaminas, sales,minerales y alcainas que nivelan eficaz el efecto acidificante en la digestion. Las ensaladas crudas son ligeras y refrescantes. Regeneran la flora intestinal y son un descanso para las personas con el estomago pesado y acalorado.

Nuestro cuerpo

El cuerpo humano nesesita para una buena salud, una buena dieta. Es indispensable comer frutas y verduras. Los productos lacteos no son inpresindibles y pueden causar alergias. El ser humano no nesesita comer alimentos de animal. La tierra nos abastese de todos los nutrientes que el cuerpo nesesita. Muchos alimentos tienen sustancias quimicas organicas con extraordinarios poderes curativos e inportantes beneficios para el cuerpo.

Hidratos de carbon

Los hidratos de carbono son la fuente de energia, son los alimentos que se dijieren con facilidad en glucosa. Como, azucar, harina blanca y arroz blanco.Para las personas con diabetes, un programa alimentario estricto con pocos hidratos de carbono, puede hacer mas mal que bien. Porque? Porque los hidratos de carbono son la mejor fuente de vida para el cuerpo. Un programa alimenticio que incluya hidratos de carbono, da mas elecsiones de alimentos con menos riesgo de aumentar de peso.

Proteina

La proteina tiene una función en el control de la glucosa. Se digiere con más lentitud, comparada con los hidratos de carbono. Causa un aumento más gradual en los niveles de glucosa en sangre. Son las carnes y grasas. La proteina es un compuesto formado de sustancias quimicas llamadas aminoacidos. Se digieren como energia, pero tienen otras muchas otras funciones en el cuerpo. El cuerpo usa las proteinas que come para formar y reparar musculos y tejidos. Las proteinas estan en los vegetales verdes.

Vitamina c

Cuando el cuerpo esta carente de vitaminas, es un cuerpo enfermo.Y cuando faltan de dos a tres, es aun peor. Es por eso la inportancia de una dieta rica en vitaminas y minerales.El consumir frutas y verduras es vital.Y si tenemos alguna enfermedad lo es aun mas.La vitamina C, nos ayuda con resfriados, bajan el colesterol, proteje contra ciertos tipos de cáncer. Acelera lesiones de la piel, evita envejecimiento prematuro.Nos ayuda para tener huesos y dientes sanos y fuertes.

Vitamina E

La vitamina E, mejora las enfermedades del corazón, la hipertensión, baja la viscosidad sanguinea. Sitiene sobre peso, le ayuda con el metabolismo. Si tiene enfermedades inflamatorias, infertilidad masculina, intoxicaciones, cataratas. previene hemorragias de úlceras gastricas. Un metabolismo irregular trae problemas con el colesterol. Las cardiopatias son por el colesterol graso, y las afecciones biliares.

Agua

Este liquido regula la temperatura corporal y ayuda a desintoxicar el cuerpo de nutrientes quimicos. Desintoxica los riñones y el higado. Evita que nuestro cuerpo se desidrate. Previene calculos renales, cáncer de colon. Disminuye los niveles de colesterol, ayuda a estavilizar la glucosa. La falta de agua en el cuerpo proboca fatiga, vista deficiente, alergias, como comezón en el cuerpo. Infecciones vaguinales, comezón en los ojos. Piel seca, uñas quebradizas. Estos son unos de los problemas que nos provoca la falta de agua.

Ajo

El ajo contiene vitamina A yC. Contiene hierro,fósforo, calcio,proteínas y carbohidratos. El ajo en ayunas nos libera de parásitos intestinales,Zumbido de oídos, es sudorifico.Es energético contra picazón y mordeduras de alacránes y otros animales, como mosquitos y arañas. útil en fiebres, tifoidea, asma, bronquitis y deabetes. Nos ayuda también en fortalecer los huesos y dientes. En artritis,en gripas, tos y alergias.Comezón, infecciones y desarreglos intestinales.

Que es major

Es mejor lavar las frutas y verduras con agua fria, y comerlas crudas. Pero si no las puede comer totalmente crudas, sasonelas con un poco de aceité de oliva y a fuego lento.O ponga las verduras por dos o tres minutos en agua hirviendo,quiteles el agua caliente y pongalas en agua con hielo.Si las cose a fuego fuerte pierden sus propiedades y no le da ningun beneficio. Las verduras crudas en ensaladas bien combinadas con otros ingredientes son deliciosas y muy nutritivas.

Acerca Del Autor

Zenaida es ama de casa, dedicada a su familia, sus siete hijos y su esposo. Ella aprendio de remedios caseros por su madre y sus tias.Cuando niña Zenaida empezó con padecimientos. quedo huérfana a los once años, y no acudian al doctor por falta de recursos económicos,sus hermanas mayores les aplicaban el tratamiento, de remedios caseros y hierbas naturales. Zenaida es la quinta de once hermanos.

Acerca Del Libro

El libro es un pequeño manual para el que quiera cambiar sus hábitos alimenticios. Una guía de cómo tratar algunos malestares de salud.La idea de poner esta información en un libro,fue porque hay buenas formas de vida que podrían ayudar a nuestra salud.

El mantenernos saludables, y mantener a nuestra familia saludable, no es caro, y es mucho mas fácil, de lo que muchos pensamos. Precisamente para todas esas personas fue que escribí este libro.Mis experiencias con los remedios caseros, fueron con mi familia, con mis hijos especialmente. Yo se que sera de mucha ayuda,pero recuerda que el libro con solo leerlo,no te servira de nada.

Notas

_____

_____

_____

_____

_____

_____

_____

_____

_____

_____

_____

_____

_____

_____

_____

_____

_____

_____

_____

_____

_____

_____

Notas

_____

_____

_____

_____

_____

_____

_____

_____

_____

_____

_____

_____

_____

_____

_____

_____

_____

_____

_____

_____

_____

_____

Notas

_____
_____
_____
_____
_____
_____
_____
_____
_____
_____
_____
_____
_____
_____
_____
_____
_____
_____
_____
_____
_____
_____
_____